NOTICE

LUE A L'ACADÉMIE NATIONALE DE MÉDECINE, A PARIS, DANS LA SÉANCE DU
4 MAI 1852,

sur les

EAUX NATURELLES

Alcalines, Ammoniacales, Iodurées et Bromurées

DE COISE (SAVOIE),

PAR LE DOCTEUR DUBOULOZ,

ANCIEN MÉDECIN DE L'HÔPITAL CIVIL DE MONTMÉLIAN
(SAVOIE),

SUIVIE DE LEUR ANALYSE

PAR M. PIRAME MORIN, DE GENÈVE.

PARIS,

TYPOGRAPHIE DE JULES-JUTEAU, RUE SAINT-DENIS, 341.

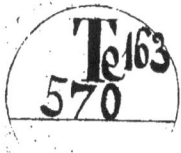

Te 163
870

NOTICE

LUE A L'ACADÉMIE NATIONALE DE MÉDECINE, A PARIS, DANS LA SÉANCE DU
4 MAI 1852,

sur les

EAUX NATURELLES

Alcalines, Ammoniacales, Iodurées et Bromurées

DE COISE (SAVOIE),

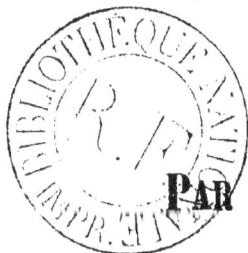

PAR LE DOCTEUR DUBOULOZ,

ANCIEN MÉDECIN DE L'HÔPITAL CIVIL DE MONTMÉLIAN
(SAVOIE),

SUIVIE DE LEUR ANALYSE

PAR M. PIRAME MORIN, DE GENÈVE.

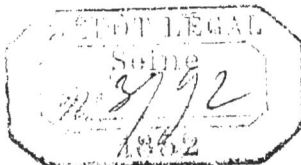

PARIS,

IMPRIMERIE DE JULES-JUTEAU, RUE SAINT-DENIS , 345.

NOTICE

SUR LES

EAUX NATURELLES

Alcalines, ammoniacales, iodurées et bromurées

DE COISE (SAVOIE).

—————

Localité.

La source de Coise est située en Savoie, dans la vallée de l'Isère, sur la rive gauche de cette rivière, à 300 mètres de la route de Chambéry à Turin, à 3 hectomètres, à peine, du hameau de Coise, à 5 kilomètres de Montmélian, à 20 de Chambéry, 60 de Grenoble, 100 de Genève et 200 de Turin.

Les habitans du pays la désignent sous le nom d'eau de la Sauce.

La source sort de terre au pied de la colline de Villard'héry qui sert de contrefort à celle plus élevée de Mont-Mayeur, célèbre par les ruines du château féodal de ce nom.

Elle est séparée de l'Isère par de hauts plateaux sur lesquels on voit le château de Coise.

Le joli vallon de Coise est arrosé par un ruisseau, il est très boisé et bien cultivé; les collines sont couvertes de prairies entrecoupées de bois de châtaigniers et de pins. Depuis les hauteurs on jouit d'une vue magnifique sur la vallée de l'Isère; le regard embrasse toute son étendue d'Albert-ville à Grenoble. Au levant on voit le Mont-Blanc, au nord, les montagnes calcaires des Bauges qui abritent les vignobles de Montmélian et de Saint-Jean-de-la-Porte, au couchant, le Grenier menaçant, et au midi, les charmantes vallées de la Rochette et d'Allevard, dominées par les Alpes françaises.

Le hameau principal de Coise, situé sur la route de Turin, à 3 hectomètres de la source, pourrait facilement être utilisé et mis en état de recevoir les malades qui voudraient boire les eaux sur les lieux : on y trouve plusieurs hôtels qui vont devenir inutiles, lorsque la grande route de l'Italie sur les chaussées de l'endiguement de l'Isère sera livrée à la circulation ; l'hôtel Gelon possède à lui seul vingt chambres disponibles. Le pays abonde en productions de toutes espèces, de première qualité : vins, poissons, volailles, gibiers; les fruits parfumés, exquis de la vallée de l'Isère, sont trop connus pour qu'il soit nécessaire d'en parler.

Les hauts plateaux de Châteauneuf, des Frasses, de Rubeau dominent le cours de l'Isère, sur une étendue de plusieurs kil. et présentent à chaque pas des sites variés couverts d'une végétation presque tropicale.

Coise est placé à 200 kilomètres de Turin, 100 de Genève, 60 de Grenoble, 34 d'Aix, 20 de Chambéry, 10 d'Aiguebelle, petite ville placée à l'entrée de la Maurienne, où se trouvent les restes du fort de la Charbonnière, berceau de la maison de Savoie, et où les chroniqueurs ont placé la légende d'Humbert aux blanches mains; enfin, à cinq kil. de Montmélian, ville ancienne et célèbre par son fort qui passait pour imprenable, aujourd'hui démantelé.

Historique.

La statistique du département du Mont-Blanc, publiée en 1807, mentionne à Coise une fontaine d'eau minérale et gazeuse. Grillet, dans son Dictionnaire historique, parle de l'eau acidulée de la fontaine de la Sauce à Coise, très chargée de magnésie, il s'en dégage un gaz hydrogène qui détonne lorsqu'on l'enflamme; Albanis de Beaumont mentionne aussi cette source et lui accorde les mêmes caractères.

Dans le tome XI des Mémoires de l'Académie des sciences de Turin, on trouve un passage de Bonvoisin, dans lequel on lit :

« Sur la grande route de Turin, à une demi-poste en deçà de
» Montmélian, vis-à-vis du château de Coise, il est une source
» d'eau minérale froide, très chargée de magnésie, qui a déjà
» quelque renommée pour la résolution des obstructions et des
» tumeurs des glandes, on prétend qu'elle peut même fondre les
» tophus de la goutte et remédier à cette maladie qui brave encore
» les ressources de la médecine. Son analyse doit donc intéresser
» l'humanité ; aussi, me suis-je proposé de la faire avec toute
» l'exactitude possible. En attendant que je l'expose, je rapporterai
» un phénomène physique de cette fontaine, qui m'a surpris : il
» consiste en ce que cette source en recèle une autre intermittente
» de gaz, c'est-à-dire, qu'après quelques minutes, on voit constam-
» ment paraître une quantité prodigieuse de petites bulles qui se
» dégagent avec fracas du fonds de la fontaine creusée en bassin,
» et vont se crever ou se perdre à la superficie. Deux ou trois de
» ces éruptions gazéiformes suffisent pour remplir une bouteille
» pleine d'eau que l'on y a renversée dessus avec un entonnoir.
» Cet air a la propriété, non seulement de s'enflammer avec une
» bougie allumée, mais même de détonner comme je l'ai observé le
» premier, ce qui le distingue de l'air des marais et la rapproche
» du véritable air inflammable. »

M. le baron d'Alexandry, de Chambéry, possède une note manuscrite intitulée : « Analyse de la fontaine de la Sauce, du 8 prairial an XI de la République Française. » Ce travail a peu d'importance sous le rapport chimique; l'auteur, qui a gardé l'anonyme, a émis l'opinion que la base du principe minéralisateur des eaux, pourrait bien être un carbonate alcalin, et non la magnésie comme l'a avancé Bonvoisin; il a constaté le dégagement gazeux et il ajoute :

« Quoique l'on ne doive pas ajouter grande foi à l'opinion des
» habitants de la campagne, touchant les propriétés de quelques
» sources, que souvent cette opinion soit fondée sur des préjugés
» aveugles ou sur des relations exagérées transmises de père en fils,
» néanmoins, nous n'avons pas cru devoir négliger cette précaution,
» et l'explication des phénomènes apportera un grand jour sur ce
» que nous avons pu recueillir et viendra peut-être, cette fois
» seule, confirmer les idées vulgaires sur les propriétés les plus pa-
» tentes de cette source.

» Il nous est unanimement résulté des renseignements que nous
» avons pris, que l'eau de cette source a la propriété d'entrer en
» ébullition beaucoup plus vite que l'eau commune. On nous dit
» aussi qu'elle avait cette propriété singulière de cuire les légumes
» farineux les plus durs qu'on n'avait pas la possibilité de faire cuire
» dans d'autres eaux. Les habitants du hameau préfèrent l'eau de
» cette source à celle des différents puits, soit à cause de sa salubrité,
» soit à cause des phénomènes que nous avons décrits plus haut. »

Il paraît que dans les dernières années du gouvernement français, on avait commencé des études sur l'eau de Coise et formé le projet d'un établissement. Les évènements politiques ont arrêté les recherches scientifiques.

Les paysans viennent d'assez loin puiser de l'eau à cette source, parce qu'ils lui trouvent la propriété de stimuler la digestion et de désaltérer promptement, de cuire facilement les légumes, d'enlever les taches des substances grasses. Ils s'en servent en lavages dans les maladies de la peau, et en boisson contre le goître et les obstructions.

Les habitants de Longe-mâle, qui boivent de cette eau, sont les seuls de la commune de Coise qui n'offrent ni goîtreux, ni crétins; c'est ce que mentionne le rapport de la Commission sarde sur le goître et le crétinisme des États-Sardes.

Médecin à Montmélian, j'ai eu souvent l'occasion de constater les bons effets de ces eaux sur les malades; je les ai étudiées plus spécialement, et j'ai reconnu que leur ancienne réputation était méritée. Par une courte notice insérée en décembre 1850, dans le *Patriote Savoisien* et dans le *Courrier des Alpes*, j'appelai l'attention de mes collègues sur les propriétés thérapeutiques de ces eaux. Je fis quelques recherches historiques sur la source; puis, M. Saluce, pharmacien distingué de Chambéry, s'adjoignit à mes travaux. Ce chimiste a fait quelques essais sur l'eau de Coise, pour constater la quantité de bi-carbonate de soude et d'iode qu'elle contient. C'est d'après ces études suivies par M. Saluce et moi, que nous sommes devenus les acquéreurs de la source minérale de Coise. M. Morin, qui s'est chargé d'en faire une analyse complète, s'est transporté sur les lieux et a commencé son travail dans les premiers jours de juin 1851; depuis trois semaines, il faisait un temps très beau et sec, le vent du nord avait soufflé pendant plusieurs jours et desséché le terrain.

Effets physiologiques des Eaux de Coise prises à l'intérieur.

Quoique fort simple dans sa composition, l'eau de Coise n'a pas moins une action très énergique sur certains organes dont elle modifie rapidement les fonctions; elle doit être employée avec prudence, surtout par les personnes débiles, irritables, nerveuses. Avant l'analyse de M. Morin, j'ai été dans le cas de l'administrer empiriquement pendant deux ans, puisque je n'avais constaté dans cette eau que la présence du bi-carbonate de soude et de l'iode. Je n'ai pas moins tenu un compte exact des phénomènes que j'ai observés sur beaucoup des personnes malades et en santé. C'est ce compterendu qui va faire le sujet de ce chapitre.

I. — Action sur l'encéphale.

Les habitants du lieu, qui usent de cette eau dans toutes leurs maladies, ont observé qu'elle produit une espèce d'enivrement, des pesanteurs, des tournoiements de tête accompagnés quelquefois d'une légère douleur sus-orbitaire, semblable à celle que produit la vapeur du charbon. Ce résultat, que j'ai constaté sur moi-même, survient rapidement lorsqu'on en boit une certaine quantité à la source même, cinq ou six verrées, plus ou moins, suivant la susceptibilité nerveuse de l'individu. A petite dose, elle produit une espèce de gaîté vineuse; ce phénomène a été observé par M. Pichon, pharmacien distingué à Aix. Voici ce qu'il m'écrivait à ce sujet : « Sans être malade, l'eau de Coise a quelquefois produit » chez moi un effet remarquable qui semblait annoncer une action » stimulante sur l'encéphale; ainsi, lorsque j'en avais bu, j'avais » un accès de gaîté, comme si elle contenait quelque peu de gaz » hilarant (protoxide d'azote); veuillez pardonner un pareil soupçon » que ce fait seul ne peut légitimer. » Une dame de Chambéry, que j'avais mise à l'usage de cette eau, fut obligée de se mettre au lit dans un état d'ivresse complet, après en avoir bu trois ou quatre verrées le matin à jeun. Les mêmes phénomènes se sont montrés sur un cultivateur de Saint-Pierre-de-Souci, qui en usait pour combattre une gastralgie. Ce malade m'a assuré qu'à trois reprises différentes, après l'ingestion d'une seule verrée d'eau, il avait éprouvé des tournoiements de tête qui le forçaient de se cramponner à un meuble pour ne pas tomber.

Ces effets ne se produisent pas constamment, ils ont été très rares à Aix où l'on a consommé deux mille bouteilles d'eau pendant la saison des bains. Cette différence pourrait fort bien s'expliquer par la négligence avec laquelle se sont faits, jusqu'à ce jour, le puisement et la mise en bouteille; cette dernière opération s'est toujours faite à Chambéry, après un trajet de 20 kil., dans de grands flacons contenant 50 à 60 litres.

II. — Action sur les voies digestives.

Prise avant les repas, l'eau de Coise augmente énergiquement l'appétit, cette stimulation est poussée chez quelques personnes jusqu'à la boulimie; elle se digère avec une grande facilité sans occasionner ni pesanteur, ni fatigue; c'est même cet avantage qu'elle présente sur les eaux des environs, qui la fait rechercher par les habitants de Coise.

Chose bien digne de remarque, c'est qu'elle régularise les selles, au témoignage de MM. les docteurs Carret et Guilland; ce dernier médecin, qui l'a administrée à Aix, a constamment eu à s'en féliciter : « Je puis vous dire, m'écrivait ce praticien, en thèse générale, » que personne ne s'est plaint d'éprouver de la difficulté à la » supporter; je l'ai employée dans le cas où l'usage des eaux ther- » males sulfureuses à l'intérieur ou même à l'extérieur, provoque » la constipation, et où j'employais auparavant l'eau d'Évian; elle » a réussi presque constamment à ramener la régularité des évacua- » tions alvines. Je la faisais prendre aux repas, en place d'eau » commune, coupée ou non avec le vin, suivant l'habitude du » malade. »

On peut, en procédant méthodiquement, faire boire de cette eau pendant des mois entiers sans fatiguer l'estomac. Ainsi, j'ai soumis pendant trois mois ma famille, composée de six personnes, à l'usage journalier de cette eau qui remplaçait l'eau commune pendant les repas, sans en éprouver le moindre inconvénient; la santé de mes enfants a toujours été des plus florissantes : ce n'est qu'après ce temps que ma femme, d'une santé assez faible, a éprouvé des agitations nocturnes et des palpitations; je reviendrai sur ce sujet en parlant de la saturation iodique.

III. — Action sur l'appareil génito-urinaire.

L'eau de Coise ne paraît pas augmenter sensiblement les urines, mais elles deviennent alcalines sous son influence; j'ai eu rarement l'occasion de l'administrer dans les affections de ces organes, seulement, je sais que les paysans l'emploient avec succès dans les affections aigües de la vessie, dans la strangurie, l'hématurie qui survient assez fréquemment chez cette classe de la société, surtout après les grands travaux de l'été, après les moissons. Elle passe aussi pour un puissant aphrodisiaque, stimulation qui pourrait bien être produite par l'ammoniaque que contient l'eau de Coise.

IV. — Action sur la peau.

La plupart des personnes qui usent de cette eau d'une manière régulière et en certaine quantité, sont sujettes à une éruption à la peau qui a lieu sous forme de miliaire, semblable à celle qui arrive après l'ingestion des sels ammoniacaux. On peut la produire à volonté en faisant boire un à deux litres d'eau dans la journée; dans ce cas, les malades éprouvent, après trois ou quatre jours, une agitation accompagnée de chaleur et d'un mouvement fébrile; bientôt, des élancements, des picotements se font sentir sur toute la surface de cet organe, et l'éruption a lieu partiellement et quelquefois d'une manière confluente : je pourrai en citer deux exemples remarquables; je laisse aux praticiens le soin d'apprécier quel parti la thérapeutique pourra tirer de cette singulière propriété.

Saturation iodique.

Bien que l'eau de Coise ne contienne qu'un peu plus de 7 milligrammes d'iodure de magnésium, elle peut à la longue occasionner des palpitations et l'émaciation dues à l'intoxication iodique. M. le docteur Rilliet m'a cité l'exemple d'une dame qui a éprouvé des palpitations après l'usage de quatre bouteilles seulement. Je les ai vues se produire sur ma femme et sur moi, mais il a fallu deux mois pour la première et trois pour moi. Je noterai en passant, que les habitants de la rive gauche de l'Isère où il existe des goîtreux et des crétins, peuvent en user impunément; tout le village de Longemâle est dans ce cas. Ce fait n'est-il pas des plus concluants dans l'étude du crétinisme et de son étiologie. Bien plus, comme je l'ai consigné dans une lettre à mon honorable confrère, M. le docteur Caffe, et qui a été lue à l'Académie de médecine de Paris et insérée dans le *Journal des Connaissances médicales*, avril 1851, je suis parvenu à arrêter la production du goître chez plusieurs familles des hameaux de Coise, en faisant ajouter une bouteille d'eau de Coise sur dix d'eau ordinaire; ces faits me mettent en droit de conclure que l'on peut par ce seul moyen arrêter le développement de cette affection. Les effets des sels iodiques ne sont pas en rapport avec la quantité employée, mais avec leur parfaite solubilité; cette opinion est au reste admise par la science. Comme on le sait, le goître est endémique à Genève, où l'on ne boit que les eaux du Rhône; les médecins de cette ville sont journellement obligés de lutter con-

tre cette affection, qui fait le désespoir du beau sexe. Tous ont eu à
constater les déplorables conséquences du traitement iodique, suivi
avec le plus de prudence, et ont accepté comme une bonne fortune
l'eau iodée de Coise. On en sera peu surpris quand on réfléchira que
l'influence de l'iode se fait sentir à des doses presque homéopathi-
ques. M. Rillet m'a assuré qu'il lui était souvent arrivé, ainsi qu'à
ses confrères, de produire l'intoxication iodique avec 5 centigram-
mes d'hydriodate de potasse, divisés en 30 pilules, et consommés
dans l'espace d'un mois. Dernièrement, ce médecin me disait dans
sa correspondance, qu'ayant fait mêler au sel servant à l'alimentation de plusieurs familles auxquelles il donne des soins, un dix-mil-
lième d'hydriodate de potasse, il a eu deux cas d'intoxication chez
deux dames ayant dépassé la soixantaine.

Ces deux observations des médecins de Genève feront réfléchir
sur la proposition presque admise, de livrer à la consommation des
sels iodiques, dans les localités atteintes du goître endémique.

Essais thérapeutiques.

Les eaux de Coise rendent de grands services dans la chlorose,
les affections chroniques du tube intestinal, dans les engorgements
du foie et de la rate, dans les maladies de la vessie, dans les gas-
tralgies, les dyspepsies, surtout lorsqu'elles ont pour cause l'épuise-
ment à la suite des maladies adinamiques. Dans ces cas, il est rare
que l'appétit ne survienne pas après quelques verrées d'eau prises
à doses fractionnées.

Je les conseille aux personnes qui, par leur position sociale, sont
obligées de mener une vie sédentaire, chez lesquelles les digestions
sont lentes, pénibles, accompagnées de rapports acides et nidoreux,
de constipations rebelles; j'ai vu souvent des malades qui avaient
une grande répugnance pour les aliments animalisés, les désirer, et
les digérer après quelques jours de l'emploi de cette eau, souvent
de suite; phénomène que l'on attribue généralement à l'action des
alcalins sur les sucs gastriques et pancréatiques; pour se rendre
compte de cet effet, on ne doit pas oublier la petite quantité de bicarbonate d'ammoniaque que contient l'eau de Coise.

Les personnes les plus délicates en peuvent digérer des doses con-
sidérables en procédant méthodiquement, elles passent rapidement
dans le torrent de la circulation, et sont éliminées par les urines.
Jamais je n'ai vu des malades accuser la moindre pesanteur à l'estomac, comme cela arrive souvent pour les eaux de Vichy. Je n'ai
pas eu l'occasion de les employer dans les maladies chroniques des
voies urinaires; mes confrères de Chambéry l'ont fait avec succès.

Il est un autre genre de maladie sur lequel j'appelle toute l'attention du monde médical, et qui paraît se modifier d'une manière
puissante sous l'influence de ces eaux; je veux parler des affections
strumeuses, des engorgements glandulaires, du rachitisme, de tou-

tes les maladies qui réclament l'usage des préparations iodées, entre autres de l'huile de foie de morue; l'odeur et le goût repoussant de ce produit, sont quelquefois un obstacle invincible pour leur administration méthodique, surtout lorsqu'il s'agit de la médecine des femmes et des enfants; avec cette eau les malades peuvent être traités sans même qu'ils s'en doutent.

Comme on a pu le voir en parcourant la partie traditionnelle de ce mémoire, de tous temps les habitants circonvoisins les ont employées dans ce sens; je n'ai eu qu'à reprendre leurs expériences, ce que j'ai fait avec un succès constant pendant trois ans.

Une simple notice que j'ai publiée l'année dernière dans les journaux de Savoie, a amené à la source qui est ouverte à tout le monde, une foule de malades de ce genre; à la fin de l'été, on pouvait évaluer à 500 litres par jour, la quantité d'eau qui se puisait pour l'usage de ces malades.

Le meilleur mode d'administrer les eaux de Coise est de les faire prendre pures, à petites doses fractionnées, dans le courant du jour, pendant le repas coupées avec du vin, ou sucrées suivant l'habitude du malade. On peut ainsi en faire prendre jusqu'à un litre par jour sans inconvénient. J'ai, par cet unique moyen, obtenu dans les engorgements scrofuleux, dans le traitement de plusieurs tumeurs blanches, dans des caries du même genre, des résultats si satisfaisants que je n'oserais les consigner s'ils n'étaient appuyés par l'observation de bien des confrères, entre autres M. Rilliet, médecin en chef de l'hôpital de Genève; MM. Despine fils, Guillant, Darat d'Aix-les-Bains, Ricci de Barreaux, Songeon, Bonjean de Chambéry.

Enfin cette eau a joui de tout temps d'une réputation méritée pour la guérison du goître endémique; de tout temps les populations des environs l'ont employée pour se délivrer de cette infirmité. Ma propre expérience me met en droit de conclure que, sans l'apathie proverbiale des cultivateurs, le goître et le crétinisme seraient inconnus dans ces belles contrées. Déjà j'ai parlé des résultats obtenus, par l'addition d'un litre d'eau sur dix; cette propriété est de notoriété publique, et ne peut plus être mise en doute.

Conclusion.

Je suis convaincu que les eaux alcalines, ammoniacales, iodurées de Coise, sont appelées à rendre de grands services à la thérapeutique; elles jouissent non seulement à un haut degré, des propriétés attribuées aux eaux alcalines en général; mais elles ont encore l'avantage de stimuler doucement les fonctions digestives, par la petite quantité d'ammoniaque qu'elles contiennent; on ne saurait croire en effet avec quelle rapidité elles modifient cette fonction, lorsque l'inertie de l'estomac est due à un état de faiblesse générale. « Depuis que d'après votre avis je prends des eaux de Coise, écri-

» vait une dame à mon honorable confrère, M. le docteur Ricci de
» Barreau, je mange à me faire rougir. » Cette personne était ré-
duite à deux blancs d'œufs battus dans de l'eau, l'émaciation était
portée au dernier degré, sa mort paraissait certaine; aujourd'hui sa
santé ne laisse rien à désirer.

Les eaux de Coise sont un puissant anti-strumeux; l'iode et le
brôme sont sans doute deux agents d'une grande valeur, mais ils
ne sauraient expliquer, eux seuls, cette propriété. On doit tenir
compte de la parfaite assimilation des aliments pendant que les
malades sont soumis au régime des eaux et de l'énergie qu'elles
impriment à tout l'organisme, surtout aux fonctions digestives.
Enfin la propriété qu'elles ont de guérir le goître endémique doit
les faire prendre en considération par les gouvernements limitro-
phes. Placées à 8 kilomètres de la frontière du département de
l'Isère, elles sont appelées tous les jours à rendre des services à ces
populations si maltraitées par cette malheureuse affection.

Il me serait facile d'appuyer mes conclusions sur une foule
d'observations tirées soit de ma clientelle, soit de celles de mes
confrères; je me contenterai de citer brièvement quelques cas des
guérisons les plus remarquables, et dont je conserve les originaux.

Tumeur blanche de l'articulation tibio-tarsienne de la jambe gauche.

François Berthet, âgé de 21 ans, soldat dans le régiment de
Savoie, cavalerie, réformé pour n'avoir pas voulu subir l'amputa-
tion de la jambe, proposée par M. Gambaroti, chirurgien en chef
de l'hôpital militaire de Turin; guéri après son arrivée à Sainte-
Hélène-du-Lac, par l'usage prolongé des eaux de Coise.

Engorgement strumeux des glandes cervicales et sous maxillaires, ulcérations, gonflement du temporal otorhée.

Fr. Fournier de Coise, soldat dans le régiment de Savoie,
réformé à Gênes, où il a séjourné pendant deux mois à l'hôpital:
cette affection, d'une gravité extrême, a cédé à l'eau de Coise,
continuée pendant six mois sur les lieux. M. le docteur Fourcault,
dans son voyage dans notre vallée, a constaté ce fait.

Périostose, tempérament lymphatique sur un enfant de huit ans.

Guérison radicale après trois mois d'usage de l'eau de Coise; cet
enfant rebelle à tous les moyens proposés, a été traité par le
régime des eaux, sans s'en douter.

Carie de la colonne vertébrale.

Ce malade a eu trois abcès par congestion, depuis dix-huit mois; deux ont été ouverts à Paris, le troisième l'a été par moi, en Savoie. Ce malheureux était cloué sur son lit depuis huit mois, lorsque je fus appelé à lui donner des soins; la fièvre, la diarrhée en avaient fait un véritable squelette. L'abcès a été évacué au moyen de la potasse caustique; mis à l'usage des eaux de Coise, l'appétit est revenu ainsi que les forces et l'embonpoint; aujourd'hui, à trois mois de date, le malade marche, se courbe jusqu'à terre, ce qu'il n'avait fait depuis le commencement de sa maladie.

Même succès sur un enfant de 16 ans, né à Coise.

J'ai traité par ce moyen plusieurs engorgements du foie, un, entre autres, chez une dame de soixante ans; cet organe arrivait jusque dans la fosse illoïque et avait résisté à tous les moyens employés jusqu'à ce jour. M. Rilliet, médecin en chef de l'hôpital de Genève, en cite un exemple remarquable. (*Voir sa note.*)

M. le docteur Ricci, de Barreaux (Isère), m'a cité l'observation d'une dame atteinte d'une gastrite chronique accompagnée d'accidents gastralgiques, et qui ne prenait plus que trois blancs d'œufs par jour, et qui est revenue rapidement à la santé sous l'influence des eaux de Coise et la guérison de plusieurs goîtres.

M. le docteur Blanc d'Albert-ville m'a aussi cité plusieurs faits de ce genre qu'il a rencontrés dans sa nombreuse clientelle.

Je tiens de M. Duclos, médecin de l'hospice des aliénés, en Savoie, une observation remarquable de guérison d'une gastrite chronique compliquée d'accidents hépatiques survenus avec une rapidité incroyable sous la même influence.

Mes confrères de Chambéry ont traité par ce moyen plusieurs malades atteints de catharres, de calculs vessicaux, le plus souvent avec succès.

Enfin, elle s'est montrée efficace dans deux cas de goutte rhumatismale; c'est même là une ancienne propriété qui lui est attribuée par la tradition. Les expériences dans cette affection doivent être reprises.

Quant à son action résolutive du goître, elle est traditionnelle, et aujourd'hui de notoriété publique dans le pays; elle ne peut donc être mise en doute.

Quelques faits trop isolés pour être concluants, me font soupçonner que cette eau n'est pas sans action rétroactive sur les tubercules. Des expériences doivent donc être entreprises dans ce sens.

ANALYSE

DE L'EAU NATURELLE MINÉRALE

DE COISE EN SAVOIE,

PAR PYRAME MORIN.

(GENÈVE 1851).

Terrain.

Les collines qui forment le vallon de Coise appartiennent au calcaire jurassique et en constituent la limite avec le terrain cristallisé. Ces terrains sont en contact sur une ligne qui s'étend du nord-est au sud-ouest, d'Albert-ville à Allevard, etc., parallèlement à la vallée de l'Isère.

La source sort de terre en s'élevant au travers du sol, précisément au pied de la colline de Villard'héry, formée de calcaire schisteux, et à quelques mètres au-dessus d'un terrain marécageux. Elle est séparée de la colline par un ruisseau qui coule à la distance de cinq mètres.

Le terrain est creusé à la profondeur de deux mètres, pour séparer la source des filets d'eau qui traversent le sol, un mur en maçonnerie achève de l'isoler complètement et forme un bassin dans lequel on vient puiser.

En dehors de la fontaine, on retrouve encore dans le terrain quelque peu d'eau alcaline et de gaz combustible.

En enlevant le sable et les pierres au fond du bassin, jusqu'à une profondeur d'environ trois mètres au-dessus du sol, on arrive à des troncs d'arbres couchés et en partie décomposés. Dans les intervalles qu'ils laissent entre eux, on trouve d'énormes pierres roulées, du gravier et un sable fin mêlé de débris de bois.

Les pierres et le sable sont de nature granitique ou quartzeuse, les grains de sable sont souvent réunis entre eux par une pâte solide qui consiste surtout en un mélange de carbonate de chaux et de carbonate de magnésie avec un peu de silicate d'alumine et d'oxide de fer, mais qui ne renferme point de sulfate de chaux. Les débris de bois sont très friables et de la couleur du châtaignier. Un dépôt solide s'est formé dans l'eau autour de quelques-uns de ces morceaux de bois; il est extérieurement mamelonné, avec une apparence cristalline, et offre la même composition que la pâte qui réunit les grains de sable.

Source.

Apparence de l'eau.

De nombreux filets d'eau arrivent au fond du puits, en soulevant un sable pesant. En plusieurs endroits, on voit s'échapper de grosses bulles de gaz qui viennent crever à la surface du liquide, et qu'on peut allumer, elles brûlent avec une flamme bleuâtre très pâle. Ces bulles sortent d'une manière intermittente, tantôt dix ou douze se succèdent sans intervalle, puis de nouvelles arrivent dans la même minute, tantôt deux ou trois minutes s'écoulent avant qu'on en voie d'autres se dégager.

Les habitants du hameau ont remarqué que ce dégagement de gaz est plus fréquent au printemps et en été qu'en hiver, et moins abondant qu'autrefois.

Au moment où l'on puise de l'eau, on voit s'en dégager une grande quantité de très petites bulles; si on les rassemble, on peut les allumer, elles brûlent avec une flamme d'un bleu très pâle.

Un gaz existe aussi en dissolution, et s'échappe lorsqu'on agite l'eau dans un vase, ou lorsqu'on la fait légèrement chauffer.

L'eau est tout-à-fait liquide. De temps en temps, il se forme à sa surface des pellicules blanches irisées, de quatre à cinq millimètres carrés, qui disparaissent pendant le mouvement de l'eau, et qu'on ne peut recueillir.

Odeur.

A la source, l'eau ne répand qu'une odeur extrêmement faible, qu'on n'apprécie qu'en la sentant dans un verre, et dont il est très difficile de déterminer la nature; elle a quelque chose à la fois de bitumineux et d'ammoniacal.

Quand l'eau est enfermée dans des bouteilles, on trouve souvent en enlevant les bouchons après quelques semaines, qu'il se dégage une odeur bitumineuse et safranée. Si la bouteille reste quelques jours ouverte après le puisement, l'odeur se développe plus promptement, et peut être conservée long-temps si on bouche la bouteille.

Quelquefois dans les grandes chaleurs, soit à la source, soit dans les bouteilles, il se fait un dégagement à peine sensible d'acide sulfhydrique.

Saveur, etc.

L'eau de Coise a une saveur alcaline très prononcée; mêlée à celle de quelque substance organique, elle laisse un sentiment de fraîcheur à la bouche, et n'est point désagréable à boire.

Elle est onctueuse au toucher et émulsionne les corps gras, elle bleuit instantanément le papier rouge de tournesol, et colore en brun le papier de curcuma.

Elle peut être transportée et se conserve très bien. Elle dépose une légère quantité de glairine en petites pellicules, qui se forment plus vite et plus abondantes si le vase est ouvert.

Température.

La température reste invariablement à 12,5° c. quel que soit le moment de la journée où on la mesure, la température de l'air variant de 17 à 25° c. Elle est encore la même, si, après avoir vidé le puits, on plonge le thermomètre dans l'eau au moment où elle sort de terre.

Pesanteur spécifique.

L'eau que j'ai puisée à la source avait une pesanteur spécifique de 1,00072. Celle qui avait été recueillie après six semaines de temps sec pesait 1,00084.

Quantité de l'eau.

Le bassin de la source étant vidé, l'eau y arrive avec une vitesse de 3,6 litres par minute; mais plus l'eau s'élève, la pression augmentant, plus la vitesse diminue.

Cela donne 216 litres par heure, soit près de 5,200 dans les 24 heures.

ANALYSE.

Gaz.

Gaz qui se détache en grosses bulles à travers l'eau.

Ce gaz allumé en grande quantité à la fois, brûle sans détonnation, avec une flamme d'un bleu très pâle.

On ne peut en apprécier la quantité, parce qu'il sort par courants intermittents.

Il ne contient point d'oxigène, et est uniquement composé :

D'acide carbonique,

D'azote,

Et d'hydrogène proto-carburé ou gaz des marais.

L'acide carbonique est estimé par la potasse, et l'hydrogène carboné par détonnation avec l'hydrogène.

J'ai trouvé pour la moyenne de trois analyses pour un volume de 1,000 de gaz,

Acide carbonique	24
Azote	274
Hydrogène protocarburé	702
Total	1,000

Gaz dissous dans l'eau.

Lorsqu'on puise l'eau, on voit de petites bulles se dégager à sa surface.

Si on la laisse reposer pendant quelques semaines, ces bulles ont cessé de s'échapper, mais en agitant le vase, on en voit de nouveau traverser le liquide.

Une certaine quantité d'eau puisée depuis long-temps, étant maintenue en ébullition pendant quatre heures, jusqu'à ce qu'elle ne laisse plus échapper de gaz, on peut recevoir sur le mercure le gaz qui était dissous, et l'acide carbonique qui transforme les carbonates en bicarbonates. L'ammoniaque, qui se trouve dissous, est absorbé par l'eau. Ce gaz renferme : de l'oxigène qui est dosé, soit avec du phosphore, soit avec du cuivre et de l'acide chlorhydrique.

De l'hydrogène protocarburé qui est estimé par détonation avec oxigène;

De l'azote;

Et de l'acide carbonique.

De l'acide carbonique trouvé, je retranche le nombre obtenu plus loin pour l'acide carbonique combiné qui a pu se dégager.

Cette analyse donne les résultats suivants, le gaz étant ramené à 0° c. et à la pression de mètre 0,76.

On a	pour	1000 grammes d'eau.
Gaz dissous.	44,60 cm. c. — 0,0591 —

Formé de :

Acide carbonique . . .	4,80	— 0,0095 —
Oxigène.	4,40	— 0,0063 —
Hydrogène protocarburé	14,75	— 0,0171 —
Azote.	20,65	— 0,0262 —

Total. . . 44,60 cm. c. — 0,0591 grammes.

On peut en effet se convaincre que le beau de la source doit contenir en solution de l'hydrogène protocarburé. Si on agite le gaz qui s'échappe en grosses bulles, avec de l'eau distillée contenant un dixième de son poids de bicarbonate de soude, on trouve qu'une petite partie reste en dissolution, et en particulier de l'hydrogène protocarburé. Si on emploie de l'eau pure, la quantité de gaz dissous est plus considérable.

Substances fixes.

Acides ou éléments jouant le rôle d'acide.

L'analyse pour chaque substance a été faite deux fois sur des quantités d'eau qui ont varié de 1000 à 8200 grammes, tous les poids sont ramenés aux poids correspondants à 1000 gr. d'eau.

Acide carbonique.

1° L'acide carbonique total est précipité au moyen d'ammoniaque et de chlorure de barium ; puis séparé à l'aide d'un acide.

2° De l'eau est maintenue long-temps à la température de 50° c. pour éloigner l'acide carbonique dissous. Celui qui reste est estimé comme ci-dessus.

3° De l'eau étant évaporée, on obtient un résidu qui, porté à une température suffisante, ne contient plus, l'acide carbonique dissous, celui qui peut être combiné à une base volatile, celui qui transforme les carbonates en bicarbonates.

L'acide carbonique qui reste est estimé comme dans les deux cas précédents ; avec ces données on trouve :

1° Acide carbonique dissous dans l'eau et déjà compté précédemment.   0,0095 gr.

2° Acide carbonique qui transforme les carbonates neutres en bicarbonates, et celui qui est combiné à l'ammoniaque.   0,2600

3° Acide carbonique combiné aux bases fixes pour former des carbonates neutres.   0,2500

4° Comme vérification, on trouve directement pour l'acide carbonique, total (compris celui qui est dissous).   0,5090

5° Celui qui donne pour l'acide carbonique *combiné*, total,
       0,5000 à 0,5100   soit   0,5083

Acide sulfurique.

Est précipité par la baryte.
On trouve :
Acide sulfurique.   0,0022

Acide phosphorique.

Est séparé des autres substances par l'oxide de fer, puis estimé à l'état de phosphate de magnésie.
Acide phosphorique   traces.

Acide silicique.

Séparé par évaporation et précipitation par l'acide chlorhydrique. Par la calcination, on détruit la glairine qui se précipite dans la même opération.
On trouve :
Silice.   0,01185

Chlore. Brôme. Iode.

Ces trois éléments ont été pesés ensemble dans leur combinaison avec l'argent, en ayant soin d'éloigner le précipité qui se forme avec la glairine.

Puis, l'iode a été précipité directement à l'état d'iodure de palladium dans une certaine quantité d'eau, préalablement évaporée à siccité pour en séparer la portion qui devient insoluble. L'iode, une fois isolé, a été transformé en iodure d'argent.

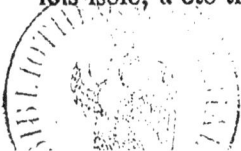

Le chlore et le brôme sont précipités par l'azotate d'argent, puis convertis en sels de barium, dont l'alcool sépare le brômure de barium ; le brôme est également pesé sous forme de brômure d'argent. On obtient ainsi :

Iode. 0,0070
Brôme. 0,0043
Chlore. 0,0050

Acide sulfhydrique.

Cet acide se dégage accidentellement de la source ou des bouteilles dans lesquelles on enferme l'eau, on le reconnaît à une très faible odeur d'œufs pourris, mais il s'échappe si facilement qu'il n'est pas même possible de le reconnaître par les réactifs.

Il est probablement le produit de la décomposition du sulfate par la glairine, tous deux dissous dans l'eau.

Bases.

Oxide de fer.

Soit par l'ammoniaque, soit par le sulfhydrate d'ammoniaque, on obtient un précipité qui ne contient que des traces d'oxide de fer.

Alumine.

Avec l'ammoniaque on précipite la glairine, l'oxide de fer et l'alumine. Il faut calciner le produit pour détruire la glairine avant de séparer l'alumine.

Alumine. 0,0044

Chaux.

Cette base est facile à séparer. Elle pèse. 0,0045

Magnésie.

Après séparation complète de la chaux, la magnésie a été exactement estimée à l'état de carbonate, puis, les parties qui auraient pu échapper ont été pesées sous forme de phosphate de magnésie.

Magnésie. 0,0104

Potasse et soude.

Par plusieurs évaporations et calcinations successives, on finit par précipiter complètement la magnésie. Par un traitement avec l'ammoniaque, puis avec l'acide chlorhydrique, on obtient toute la potasse et la soude à l'état de chlorures. Avec le chlorure de platine, on sépare la potasse et on obtient :

Potasse. 0,0023
Soude. 0,3394

Ammoniaque.

L'eau de Coise contient une quantité très appréciable d'ammoniaque, dont on reconnaît facilement la présence en chauffant l'eau et en tenant du papier de tournesol rougi dans la vapeur qui s'élève ; ou mieux en faisant passer la vapeur dans un tube vertical de deux mètres de longueur, les réactions de l'ammoniaque sont très sensibles soit par l'acide chlorydrique, soit par le papier de tournesol.

Pour séparer l'ammoniaque, on sature l'eau avec de l'acide chlorydrique, on évapore pour éliminer la glairine, puis on sursature avec de la soude, et on reçoit l'ammoniaque dans de l'acide chlorydrique.

Le dosage se fait ensuite par l'évaporation ou par le chlorure de platine.

Ammoniaque. . . . . , ... 0,0056

Substances de nature organique.

L'eau étant puisée claire à la source et enfermée dans des bouteilles, donne au bout de quelques semaines un léger dépôt qui, étant lavé, offre les caractères suivants :

Il est sous forme de pellicules minces, légères, de 1 à 5 millimètres carrés, d'un gris brun, dans lesquelles on n'aperçoit au microscope aucune apparence d'organisation. Elles sont translucides, et renferment quelques petits corps opaques qui paraissent être des cristaux.

Cette substance calcinée dégage de l'ammoniaque, et répand une odeur différente de celle que donnent les substances animales. Le résidu de la calcination ronforme de l'oxide de fer avec des traces d'alumine et de silice.

L'alcool absolu en dissout une grande partie, mais il en laisse complètement insoluble une portion qui est azotée.

L'éther en extrait une petite partie qui est également azotée.

L'acide chlorydrique ne dissout point la glairine, mais il en extrait tout le fer et l'alumine.

L'acide acétique froid en dissout une légère quantité, mais bouillant, il la dissout presque entièrement, en la convertissant d'abord en une gelée volumineuse. Par évaporation, la partie dissoute se dépose sous forme de gelée incolore ; elle dégage de l'ammoniaque à une température élevée, et laisse un résidu insignifiant. La partie non dissoute dans l'acide acétique, est aussi azotée, et contient de l'oxide de fer ; ce qui fait admettre que l'oxide de fer est combiné avec la substance organique.

La potasse caustique extrait de la glairine les traces d'alumine que celle-ci peut contenir ; mais si on maintient la potasse dissoute en ébullition pendant une heure avec la glairine, une partie de cette substance devient soluble. Si l'on sature la solution par l'acide acétique, et qu'on ajoute de l'acétate de cuivre et du carbonate d'ammoniaque en excès, on obtient un précipité qui offre tous les caractères du chrômate d'oxide de cuivre.

Un acide pourrait bien être produit par l'action de la potasse caustique sur la glairine et peut-être même de l'acide crénique, car avant le traitement par l'alcali, il m'a été impossible de séparer de l'acide crénique ou de constater sa présence. Cependant, cet acide, à cause de sa petite quantité, peut m'avoir échappé, et l'oxide de fer étant réellement combiné à une portion de la substance de nature organique, j'admets provisoirement que les traces d'oxide de fer sont sous forme de crénate d'oxide de fer.

Le carbonate de soude dissout un peu de glairine qui est précipitée par saturation sans excès avec l'acide chlorhydrique.

Je crois qu'on peut admettre que la glairine prend naissance par l'action du carbonate alcalin sur les débris de bois qui se trouvent en terre.

La glairine existe en solution dans l'eau, et se transforme en partie en glairine insoluble par évaporation à siccité; cependant une portion notable reste encore soluble, tandis que si on sature l'eau préalablement avec un excès d'acide chlorhydrique, la glairine est entièrement précipitée.

Ces expériences permettent de conclure que la substance de nature organique est formée de deux substances, l'acide crénique et la glairine. Cette dernière même pouvant être divisée en glairine soluble dans l'alcool absolu, et glairine insoluble dans l'alcool absolu.

C'est sous ces trois formes que j'ai dosé la substance organique.

Acide crénique.

Obtenu d'après le procédé de Berzélius, sous forme de crénate d'oxide de cuivre, on obtient :

Acide crénique. 0,0012

Glairine.

On évapore l'eau et traite le résidu par l'alcool absolu; les deux parties, ainsi séparées, sont saturées par l'acide chlorhydrique, et par la calcination on dose la glairine.

On obtient ainsi :

Glairine insoluble dans l'alcool absolu. . . . 0,0048
— soluble — — . . . 0,0074

RÉSUMÉ

Des substances dissoutes dans 1,000 grammes d'eau.

Gaz dissous.   (cent. cubes) 44,60 cent. cub.   0,0591 gr.

SAVOIR :

Acide carbonique	4,80	0,0095
Oxigène.	4,40	0,0063
Hydrogène protocarburé	14,75	0,0171
Azote.	20,65	0,0262

A reporter.   0,0591 gr.

Reports. 0,0591   0,0591 gr.

Acides ou éléments jouant le rôle d'acides.   0,5356

SOIT :

Acide carbonique 0,5083
Acide sulfurique. . . . . ; . . 0,0022
Acide phosphorique . . . . traces.
Acide silicique. 0,0118
Acide sulfhydrique accidentel . . . traces.
Chlore. 0,0050
Brôme. 0,0013
Iode. 0,0070
Bases.   0,3660
Oxide de fer. . . . . traces.
Alumine. 0,0044
Chaux. 0,0045
Magnésie. 0,0101
Potasse 0,0023
Soude 0,3391
Ammoniaque 0,0056
Substances de nature organique   0,0134
Acide crénique. 0,0012
Glairine soluble dans l'alcool absolu 0,0074
— insoluble — — 0,0048

Total. 0,9741   0,9741 gr.

Nature des Sels.

Première série d'expériences.

A. Si on évapore quelques litres d'eau au-dessous de 90° c. et qu'on reprenne le résidu par l'eau, on obtient une partie insoluble pesant 0,0252 gr. pour 1000 gr. d'eau, et qui contient :
Toute la silice,
Toute l'alumine,
Toute la chaux,
Des traces d'oxide de fer,
Une partie de la magnésie,
Une partie de l'acide carbonique,
Et de la glairine.

B. En évaporant à siccité le liquide aqueux obtenu ci-dessus, et traitant le résidu par l'alcool absolu chaud, on dissout des sels qui pèsent 0,0343 gr., et qui renferment :
Tout l'iode,
Tout le brôme,
Du chlore,
De l'acide sulfurique,
De la magnésie,
Et de la glairine.

Le produit étant calciné, donne un résidu blanc très déliquescent.

C. Le sel ci-dessus, insoluble dans l'alcool absolu, pèse 0,6374 gr. Il est traité par l'alcool à 60 p. %, et donne une partie soluble de 0,4150 et une partie insoluble pesant 0,2230 gr.

La partie soluble contient :

Soude,
Magnésie,
Potasse,
Acide carbonique,
Acide sulfurique,
Chlore (très peu),
Glairine.

La solution est très alcaline et offre la saveur du carbonate de soude.

D. Enfin la partie insoluble dans l'alcool à 60 p. %, pesant 0,2236 gr., est formée de :

Carbonate de soude,
Carbonate de potasse,
Avec des traces de sulfate de magnésie,
Et avec des traces de glairine.
Elle est très alcaline.

Ces expériences permettent d'établir :

Que le brôme et l'iode } sont combinés au magnésium.

Le chlore en partie { au magnésium, et au sodium ou au potassium.

La silice à l'alumine.

Une partie de la magnésie { à l'acide sulfurique et à l'acide carbonique.

La soude et la potasse } pour la plus grande partie à l'acide carbonique.

Les quantités adoptées plus loin pour les différents sels, confirment les poids trouvés ci-dessus.

L'eau mêlée directement à plusieurs fois son volume d'alcool absolu, ne donne aucun précipité.

Deuxième série d'expériences.

A. J'ai montré plus haut que l'oxide de fer est combiné à la substance organique.

B. Le dégagement d'ammoniaque par la chaleur, la réaction alcaline du gaz qui s'évapore et l'acide carbonique dissous dans l'eau, prouvent que l'ammoniaque est à l'état de carbonate.

C. La silice existe à l'état de combinaison, car en évaporant l'eau de la source et reprenant le résidu par de l'eau distillée, on obtient un résidu pulvérulent qui, traité par un acide, laisse séparer la silice sous forme de gelée. Peut-être en existait-il dans l'origine une partie à l'état de silicate alcalin?

D. La composition des substances retirées du fond du bassin aide encore à déterminer la nature des sels.

E. Enfin les poids trouvés pour les différents principes, et entre autres pour l'acide carbonique, servent aussi de guide pour établir le mode de combinaisons.

Troisième série d'expériences.

A. En évaporant de l'eau et séchant le produit vers 130 à 140° c., on obtient un résidu qui pèse. . . . . 0,6540 gr.

Si de la somme des substances dissoutes, indiquées plus loin, on retranche :

Les gaz dissous,

Le bicarbonate d'ammoniaque,

Et la moitié de l'acide carbonique des bicarbonates, substances qui ont probablement et presque seules disparu pendant la dessication ci-dessus, on arrive au nombre . . . . . 0,6550 gr.

B. Si on se borne à dessécher les sels au bain-marie, on obtient un produit qui pèse . . . . 0,7269 gr.

Dans le tableau qui suit, je donne la composition des sels privés de leur eau de combinaison, mais j'indique la quantité effective des bicarbonates, je ne les suppose point ramenés à l'état de carbonates, parce qu'ils existent dissous dans l'eau réellement comme bicarbonates; c'est sous cette forme qu'ils seront administrés aux malades et produiront leur action médicale.

Résumé de l'Analyse.

GAZ NON DISSOUS DANS L'EAU POUR 1000 VOLUMES.

Acide carbonique 24
Azote. 274
Hydrogène protocarboné 702

SUBSTANCES DISSOUTES DANS 1000 GR. D'EAU.

Gaz.

Acide carbonique.	4,80 cent. cub.	0,0095	
Oxigène	4,40 —	0,0063	
Hydrogène protocarburé	14,75 —	0,0171	
Azote.	20,65 —	0,0262	
	44,60		0,0591

Sels.

Bicarbonate de soude.	0,8136	
— de potasse.	0,0045	
A reporter	0,8181	0,0591 gr.

Reports.	0,8181	0,0591
Bicarbonate d'ammoniaque.	0,0151	
— de magnésie.	0,0191	
— de chaux	0,0115	
Sulfate de magnésie	0,0033	
Phosphate de chaux	traces.	
Silicate d'alumine	0,0162	
Iodure de magnésium	0,0077	
Brômure de magnésium	0,0015	
Chlorure de magnésium	0,0034	
Chlorure de sodium	0,0041	
Cronate d'oxide de fer	0,0020	
		0,9020

Glairine.

Glairine soluble dans l'alcool	0,0074
— insoluble —	0,0048

	0,0122
Total.	0,9733

Conclusions.

L'eau de Coise est remarquable :

1° Par la quantité de bicarbonate alcalin presque pur qu'elle contient, savoir. 0,84

C'est-à-dire que sur. . . . . . . 0,87 de bicarbonate,

Elle ne renferme que . . . . 0,03 de carbonate terreux ;

2° Par la présence de sels ioduré et brômuré en quantité très appréciable ;

3° Par le sel ammoniaque qu'elle renferme, qui est en quantité, qu'on ne rencontre que fort rarement, et dont on devra tenir compte en employant l'eau de Coise ;

4° Par la présence d'une grande quantité de glairine, substance peu étudiée, surtout au point de vue médical ;

5° Par l'hydrogène carboné qui reste en solution malgré le transport ;

6° Par la proportion très faible qu'elle contient :

De sulfate,

De chlorure,

De magnésie,

De chaux,

Et de sels qui se précipitent pendant l'évaporation.

L'eau de Coise peut donc être classée au nombre des eaux alcalines iodurées, les plus simples dans leur composition et les plus faciles à supporter par les malades.

Autres Sources.

A 200 mètres environ de la source de Coise, en se rapprochant
du village, et de l'autre côté du ruisseau, on trouve deux autres
sources, situées l'une au bas d'un pré, l'autre au bord d'un petit
ruisseau qui vient se verser dans celui qui traverse le vallon : ces
eaux sont alcalines.

Seconde source.

La plus rapprochée du hameau, située au bas du pré, et que je
désigne comme *seconde source*, contient :
De la glairine,
De l'ammoniaque,
Des traces d'oxide de fer.

Par l'évaporation elle laisse insoluble :
Du silicate d'alumine,
Du carbonate de chaux,
Du carbonate de magnésie.

Dans la partie soluble on trouve :
Du bicarbonate de soude en grande quantité,
Un sel de magnésie,
Un chlorure,
Un sulfate.
Ces deux derniers sels étant un peu plus abondants que dans l'eau
que j'ai analysée.

Et enfin de l'iode en quantité très sensible.
1,000 grammes d'eau évaporés au bain-marie laissent 0,684 de
sels ; dans les mêmes circonstances, la première source donne
0,727 de sels.

Troisième source.

La source la plus rapprochée de celle sur laquelle j'ai fait mon
travail, et au bord d'un ruisseau, désignée comme *troisième source*,
contient :
Du silicate d'alumine en plus grande quantité que la première,
ce qui tient probablement à ce qu'elle sort au travers de la terre
cultivée,
Du bicarbonate de soude,
Un sel de magnésie,
Et de la glairine.
Ces trois substances en grande quantité.

Des traces de fer,
Et une quantité extrêmement faible
De sulfate
Et de chlorure.

1,000 grammes fournissent, par évaporation, un résidu de 0,655, soit un peu plus faible que celui des deux autres sources.

Quand on aura fait à ces deux sources les travaux nécessaires pour les isoler, les essais chimiques permettent d'admettre qu'elles pourront être utilisées comme la première.

P.-L. MORIN.

Genève, novembre 1851.

EXTRAIT DU RAPPORT

DE LA COMMISSION DE LA SOCIÉTÉ MÉDICALE

De Chambéry,

Approuvé dans la séance du 1er mai 1852.

— — — — —

. . . .

Votre Commission, Messieurs, s'est livrée ainsi à quelques consi-
dérations générales, parce que la notice de M. Dubouloz ne lui four-
nissait aucun sujet de critique, ne lui laissait pour ainsi dire rien à
ajouter sur les eaux de Coise : En effet, ce praticien distingué et
connu de nous tous, s'est livré à des recherches qui embrassent tout
le passé de cette source, dont les eaux salutaires ont rendu de temps
immémorial des services signalés autant que désintéressés aux habitants d'alentour. Nous pouvons donc assurer que l'auteur n'a point
exagéré l'importance de ces eaux, et la réputation dont elles jouissent dans la vallée qui les possède. L'un de nous qui est proprié-
taire dans la commune a pu, dans ses fréquentes excursions sur les
lieux, voir et juger par lui-même que cette source dite de la Sauce,
dans le pays, fournit une eau claire et limpide, assez fraîche, sans
odeur ni saveur désagréables, elle sourd à quelques minutes du village principal de Coise, au bas de la colline de Villard'héry, à côté
de belles prairies, appelés *Pras drus*, prés fertiles (cependant il est
à noter que l'herbe est maigre, chétive et rare aux alentours de la
source), il a constaté par lui-même que ces eaux peuvent être bues
en assez grande quantité, avant, pendant et après le repas, également
lorsque le corps est en transpiration, et même en sueur; qu'elles excitent ordinairement l'appétit d'une manière bien mar-
quée, en aidant puissamment à la digestion. Il a été étonné de la
rapidité avec laquelle elles cuisent tous les légumes les plus durs
et les plus vieux, de leur facilité à dissoudre le savon, à nettoyer les
bouteilles et les futailles incrustées de tartre, qui avaient résisté aux
eaux de lessive; les voisins assurent même qu'elles rétablissent parfaitement les dernières lorsqu'elles sont infectées. Il a recueilli dans
une bouteille le gaz qui s'élève en gargouillant du fond de la source,
et il l'a vu brûler en donnant une belle flamme bleue, et en faisant
entendre un bruit de soufle.

L'avidité de tous les bestiaux pour les eaux de Coise est telle, qu'ils y accourent de plusieurs milles dès qu'une fois ils en ont bu, et l'excessif empressement avec lequel ils y plongent leurs museaux, en remuent la vase de manière à les troubler ; ce qui porte à croire qu'elles ont tiré de là leur nom d'*eau de la Sauce*. Les bergers en éloignent avec le plus grand soin leurs vaches laitières, l'observation leur ayant démontré que cette boisson diminuait très notablement leur lait.

Il est de notoriété publique dans l'endroit que tous les habitants qui font un usage habituel de cette eau, sont exempts du goître, et qu'elle le dissipe, plus ou moins promptement, chez les personnes atteintes de cette infirmité ; ils l'emploient, en outre, chaque jour, contre la gale, les maladies chroniques des yeux, les maux d'estomac, la constipation, les maladies de la peau, les scrofules en général, enfin dans toutes les maladies chroniques. Nous le répétons donc, M. le docteur Dubouloz n'a point exagéré l'importance des nombreux services que cette source bienfaisante rend incessamment à la vallée ; et, quant aux quatre observations de guérisons si remarquables rapportées dans sa notice, nous n'avons autre chose à dire, sinon, que nous pourrions en ajouter d'autres qui sont à notre connaissance particulière.

La réputation de M. Pirame Morin nous dispense de le suivre dans l'analyse très détaillée qu'il a faite des eaux de Coise ; nous ne sommes nullement surpris de l'abondance des principes dont il y signale l'existence ; l'iode, le bicarbonate de soude, l'ammoniaque nous sembleraient déjà pouvoir suffire seuls, à rendre raison de leurs propriétés si remarquables.

Quoique convaincus que la juste réputation des eaux minérales, la seule bien méritée et durable, est celle basée sur leurs effets bien des fois constatés, nous reconnaissons, néanmoins, que leur analyse est un bon moyen d'en expliquer l'action, d'en étendre l'usage et d'en répandre la connaissance à l'étranger.

Pour copie conforme,

LE SECRÉTAIRE DE LA SOCIÉTÉ MÉDICALE,

Dr **CARRET.**

NOTICE DE M. RILLIET,

Médecin en chef de l'hôpital de Genève, chevalier de la Légion-d'Honneur.

J'ai fait usage, soit en ville, soit à l'hôpital, depuis plusieurs mois, de l'eau de Coise.

J'ai prescrit cette eau à la dose d'un à trois verres par jour, avant les repas.

Tous les malades auxquels je l'ai donnée l'ont très bien supportée ; son effet le plus immédiat a été d'ouvrir l'appétit d'une manière très notable, je n'ai observé aucun autre résultat physiologique de quelque valeur.

Quant à ses vertus thérapeutiques, d'après les faits qui ont passé sous mes yeux, je les crois assez grandes.

J'ai obtenu, par l'emploi exclusif de ce médicament, la résolution d'un engorgement considérable du foie, la diminution d'une hypertrophie énorme de la rate, la disparition d'un goître. — L'influence de l'eau de Coise sur l'appétit, m'a été précieuse dans plusieurs cas de dyspepsie où les eaux de Vichy et les préparations alcalines étaient restées sans succès.

Cette eau ne doit pas être administrée sans précautions : bien qu'elle ne contienne que de faibles doses d'iode, elle peut cependant déterminer quelques-uns des symptômes de l'intoxication iodique, et en particulier, les palpitations et l'anéantissement. Cet effet a été très caractérisé chez une jeune dame qui n'avait pas pris en tout plus de quatre bouteilles. Il suffit d'interrompre le remède, pour voir cesser les palpitations et reparaître l'embonpoint.

L'influence de l'iode à dose quasi-homéopatique est fort remarquable, nous l'observons souvent à Genève ; il m'est arrivé, ainsi qu'à plusieurs de mes confrères, de produire l'intoxication iodique avec 5 centig. d'hydriodate de potasse divisés en 30 pillules et consommées dans l'espace d'un mois. Tout dernièrement, ayant, suivant le conseil de M. Grange, fait mêler au sel servant à l'alimentation de plusieurs familles auxquelles je donne des soins, un millième d'hydriodate de potasse, j'ai eu deux cas d'intoxication chez deux dames ayant dépassé la soixantaine. Dans ce cas aussi, il a suffi d'interrompre l'usage du remède-aliment, pour voir cesser les accidents.

Dr F. RILLIET,

MÉDECIN EN CHEF DE L'HOPITAL DE GENÈVE,

Chevalier de la Légion-d'Honneur.

N. B. L'eau de Coise a été aussi analysée par M. O. Henry, de Paris; mais comme les résultats obtenus par les deux chimistes sont à peu près identiques, j'ai cru qu'il était inutile de faire mention des deux analyses.

Cette eau se conserve pendant des années, seulement je pense qu'il est convenable d'avertir les personnes qui voudront en user, que souvent elle acquiert par le temps une odeur *safranée*, qui est due à la décomposition partielle du sel iodique. D'autres fois, elle a une odeur ammoniacale due à la même cause. Bien que parfaitement limpide, on voit une foule de petites pellicules noirâtres et nacrées se mouvoir en tous sens lorsque l'on agite la bouteille qui sert à la contenir, et qui sont formées par de la glairine. Les malades ne doivent donc pas s'en inquiéter. Il suffit de laisser la bouteille débouchée pour que l'odeur ammoniacale, qui est due à un gaz, disparaisse.

L'odeur safranée est plus persistante, mais elle n'a rien de désagréable.

Enfin, il existe à Coise plusieurs hôtels et maisons confortables. Les malades qui voudraient prendre les eaux sur les lieux, pourront s'adresser à M. Dubouloz, médecin à Montmélian, qui se fera un devoir de leur donner tous les avis nécessaires pour l'emploi méthodique de cette eau.

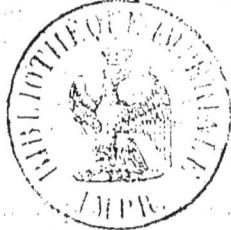